RICETTARIO PER DIABETI

RICETTE SALUTARI E CURATIVE CHE

A PREVENIRE IL DIABETE E PERDERE PESO.

CHERYL SHEA

ALBA MARINA

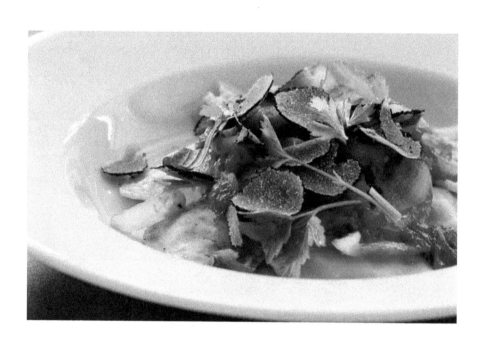

—

5

Semi di zucca tostati aromatici

Tempo di preparazione: 5 minuti

Tempo di cottura: 45 minuti

Porzioni: 4

Ingredienti:

- 340 gr di semi di zucca

- 1 cucchiaino di cannella

- 2 pacchetti di stevia

- 1 cucchiaio di olio di canola

- ¼ di cucchiaino di sale marino

Direzione

1. Preparare il forno a 150°.

2. Unire i semi di zucca con la cannella, la stevia, l'olio di canola e il sale in una ciotola. Mescolare per amalgamare bene.

3. Versare i semi in un unico strato su una teglia, poi disporre la teglia nel forno preriscaldato.

4. Infornare per 45 minuti o fino a quando sono ben tostati e fragranti. Scuotere il foglio due volte per cuocere i semi in modo uniforme.

5. Servire immediatamente.

Nutrizione:

202 calorie

5,1 g di carboidrati

2.3g di fibra

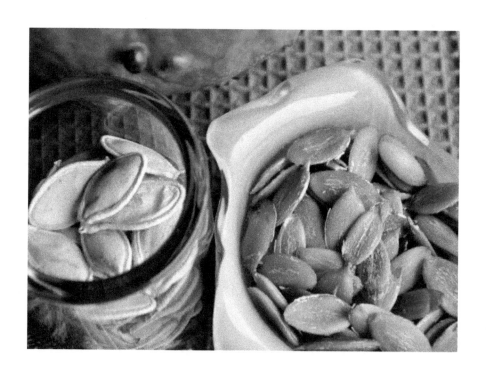

Gamberi avvolti nella pancetta

Tempo di preparazione: 10 minuti

Tempo di cottura: 6 minuti

Porzioni: 10

Ingrediente:

- 20 gamberetti, sgusciati e decorticati

- 7 fette di pancetta

- 4 foglie di lattuga romana

Direzione

1. Impostare il forno a 205°C.

2. Avvolgere ogni gambero con ogni striscia di pancetta, poi disporre i gamberi avvolti in un unico strato su una teglia da forno, con il lato della cucitura verso il basso.

3. Cuocere al forno per 6 minuti. Girate i gamberi a metà del tempo di cottura.

4. Togliere dal forno e servire su foglie di lattuga.

Nutrizione:

70 calorie

4,5 g di grasso

7g di proteine

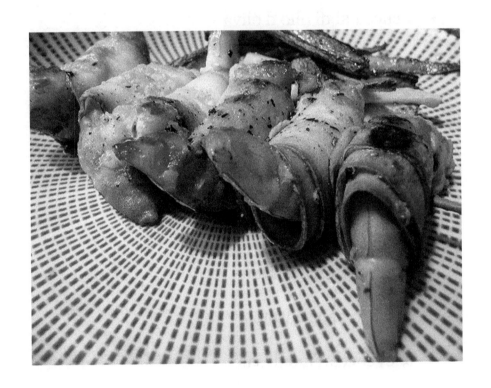

Bocconcini di broccoli al formaggio

Tempo di preparazione: 10 minuti

Tempo di cottura: 25 minuti

Porzioni: 6

Ingrediente:

- 2 cucchiai di olio d'oliva

- 2 teste di broccoli, tagliate

- 1 uovo

- 170 gr di formaggio a pasta dura tritato a basso contenuto di grassi

- 1 albume d'uovo

- 170 gr di cipolla, tritata

- 115 gr di pangrattato

- ¼ di cucchiaino di sale

- ¼ di cucchiaino di pepe nero

Direzione:

1. Preparare il forno a 205°C. Rivestire una grande teglia da forno con olio d'oliva.

2. Sistemare un colino in una casseruola, poi mettere i broccoli nel colino. Versare l'acqua nella casseruola per coprire il fondo. Far bollire, poi ridurre la fiamma al minimo. Chiudere e cuocere a fuoco lento per 6 minuti. Lasciare raffreddare per 10 minuti.

3. Frullare i broccoli e i restanti ingredienti in un robot da cucina. Lasciare riposare per 10 minuti.

4. Comporre i bocconcini sulla teglia con 1 cucchiaio di impasto.

5. Cuocere nel forno preriscaldato per 25 minuti. Girate i bocconcini a metà del tempo di cottura.

6. Servire immediatamente.

Nutrizione:

100 calorie

13g di carboidrati

3g di fibra

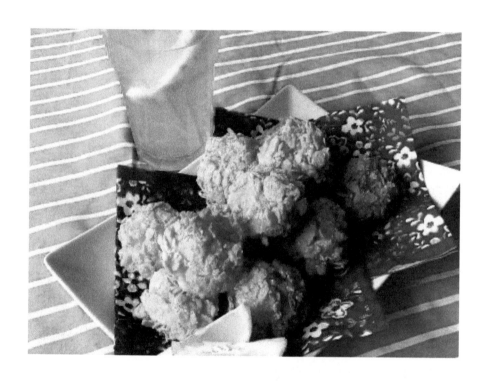

Spiedini di caprese facili

Tempo di preparazione: 5 minuti

Tempo di cottura: 0 minuti

Porzione: 2

Ingrediente:

- 12 pomodori ciliegia

- 8 pezzi di mozzarella (1 pollice)

- 12 foglie di basilico

- 115 gr di vinaigrette per servire

Direzione

1. Infilare i pomodori, il formaggio e l'alloro alternativamente negli spiedini.

2. Posizionare gli spiedini su un grande piatto e imbastire con la vinaigrette. Servire immediatamente.

Nutrizione:

230 calorie

8,5 g di carboidrati

1,9 g di fibra

Tofu grigliato con semi di sesamo

Tempo di preparazione: 45 minuti

Tempo di cottura: 20 minuti

Porzione: 6

Ingrediente:

- 1½ cucchiaio di aceto di riso integrale

- 1 scalogno

- 1 cucchiaio di radice di zenzero

- 1 cucchiaio di succo di mela senza zucchero aggiunto

- 2 cucchiai di salsa di soia naturale

- ¼ di cucchiaino di fiocchi di pepe rosso secchi

- 2 cucchiaini di olio di sesamo, tostato

- 1 (397-g) pacchetto di tofu

- 2 cucchiai di coriandolo fresco

- 1 cucchiaino di semi di sesamo

Direzione

1. Unire l'aceto, lo scalogno, lo zenzero, la salsa di mele, la salsa di soia, i fiocchi di pepe rosso e l'olio di sesamo in una grande ciotola. Mescolare per amalgamare bene.

2. Immergere i pezzi di tofu nella ciotola, poi mettere in frigo a marinare per 30 minuti.

3. Preriscaldare una griglia a fuoco medio-alto.

4. Mettete il tofu sulla padella della griglia con le pinze, riservate la marinata, poi grigliate per 8 minuti o fino a quando il tofu è dorato e ha profondi segni di grigliatura su entrambi i lati. Girate il tofu a metà del tempo di cottura. Potrebbe essere necessario lavorare in lotti per evitare il sovraffollamento.

5. Trasferire il tofu in un grande piatto e cospargere con foglie di coriandolo e semi di sesamo. Servire con la marinata a fianco.

Nutrizione:

90 calorie

3g di carboidrati

1g di fibra

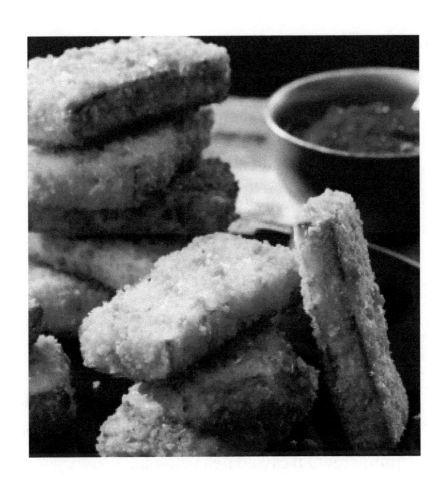

Chips di cavolo riccio

Tempo di preparazione: 5 minuti

Tempo di cottura: 15 minuti

Porzione: 1

Ingredienti:

- ¼ di cucchiaino di aglio in polvere

- Pizzico di peperoncino a piacere

- 1 cucchiaio di olio extravergine d'oliva

- ½ cucchiaino di sale marino, o a piacere

- 1 mazzo di cavoli

Direzione

1. Preparare il forno a 180°C. Foderare due teglie da forno con carta da forno.

2. Mescolare l'aglio in polvere, il pepe di cayenna, l'olio d'oliva e il sale in una grande ciotola, poi immergere il cavolo nella ciotola.

3. Disporre i cavoli in un unico strato su una delle teglie da forno.

4. Disporre il foglio nel forno preriscaldato e cuocere per 7 minuti. Togliere il foglio dal forno e versare il cavolo in un unico strato dell'altra teglia.

5. Spostare il foglio di cavolo di nuovo nel forno e cuocere per altri 7 minuti.

6. Servire immediatamente.

Nutrizione

136 calorie

3g di carboidrati

1.1g di fibra

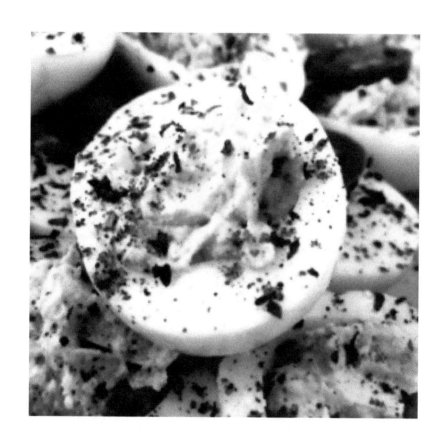

Uova alla diavola semplici

Tempo di preparazione: 5 minuti

Tempo di cottura: 8 minuti

Porzioni: 12

Ingredienti:

- 6 uova grandi

- 1 di cucchiaino di senape in polvere

- 2 cucchiai di maionese leggera

Direzione:

1. Mettete le uova in una casseruola, poi versate abbastanza acqua da coprire le uova. Portare a ebollizione, poi far bollire le uova per altri 8 minuti. Spegnere il fuoco e coprire, poi lasciare riposare per 15 minuti.

2. Trasferire le uova sode in una pentola di acqua fredda e sbucciarle sotto l'acqua.

3. Trasferire le uova in un piatto grande, poi tagliarle a metà. Togliere i tuorli e metterli in una ciotola, poi schiacciarli con una forchetta.

4. Aggiungere la polvere di senape, la maionese, il sale e il pepe alla ciotola dei tuorli, poi mescolare per amalgamare bene.

5. Cucinare il composto di tuorlo nell'albume sul piatto. Servire immediatamente.

Nutrizione:

45 calorie

1g di carboidrati

0,9 g di fibra

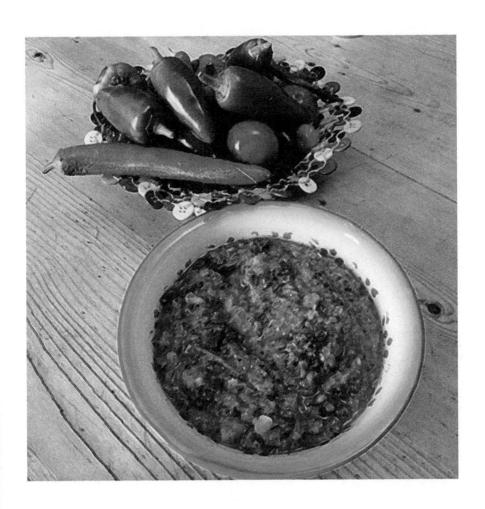

Cavolo e bietole saltati

Tempo di preparazione: 10 minuti

Tempo di cottura: 10 minuti

Servire: 8

Ingredienti:

- 2 cucchiai di olio extravergine d'oliva

- 1 mazzo di cavolo verde

- ½ cavolo verde piccolo

- 6 spicchi d'aglio

- 1 cucchiaio di salsa di soia a basso contenuto di sodio

Direzione:

1. Cuocere l'olio d'oliva in una grande padella a fuoco medio-alto.

2. Soffriggere i collard nell'olio per circa 2 minuti, o fino a quando i verdi cominciano ad appassire.

3. Aggiungere il cavolo e mescolare bene. Impostare a medio-basso, coprire e cuocere per

5-7 minuti, mescolando di tanto in tanto, o fino a quando le verdure sono ammorbidite.

4. Aggiungere l'aglio e la salsa di soia e mescolare per combinare. Cuocere ancora per circa 30 secondi fino a quando è fragrante.

5. Togliere dal fuoco su un piatto e servire.

Nutrizione:

73 calorie

5,9 g di carboidrati

2.9g di fibra

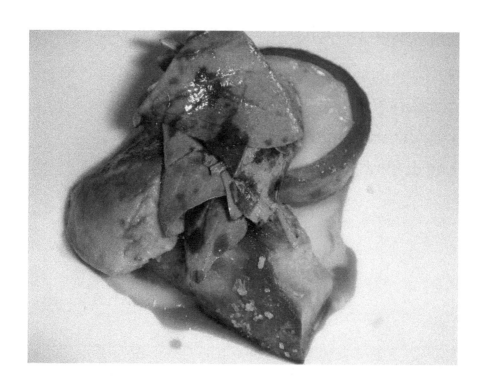

Zucca Delicata arrostita con timo

Tempo di preparazione: 10 minuti

Tempo di cottura: 20 minuti

Porzioni: 4

Ingredienti:

- ½ zucca Delicata

- 1 cucchiaio di olio extravergine d'oliva

- ½ cucchiaino di timo secco

- ¼ di cucchiaino di sale

- ¼ di cucchiaino di pepe nero appena macinato

Direzione:

1. Preparare il forno a 205°C. Preparare la teglia con carta da forno e metterla da parte.

2. Aggiungere le strisce di zucca, l'olio d'oliva, il timo, il sale e il pepe in una grande ciotola e mescolare fino a quando le strisce di zucca sono completamente ricoperte.

3. Disporre le strisce di zucca sulla teglia preparata in un unico strato. Arrostire per circa 20 minuti, girando le strisce a metà cottura.

4. Togliere dal forno e servire sui piatti.

Nutrizione:

78 calorie

11,8 g di carboidrati

2.1g di fibra

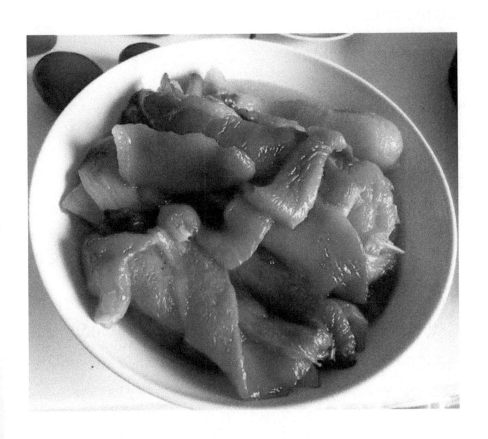

Asparagi e peperoni rossi arrostiti

Tempo di preparazione: 5 minuti

Tempo di cottura: 15 minuti

Porzioni: 4

Ingredienti:

- 12 asparagi

- 2 peperoni rossi, con i semi

- 1 cipolla piccola

- 2 cucchiai di olio e sale q.b.

Direzione:

1. Preparare il forno a (205°C). Avvolgere la teglia con carta da forno e mettere da parte.

2. Unire gli asparagi con i peperoni, la cipolla e il condimento in una grande ciotola e mescolare bene.

3. Disporre le verdure sulla teglia e arrostire per circa 15 minuti. Girare le verdure con una spatola una volta durante la cottura.

4. Trasferire su un grande piatto da portata e servire.

Nutrizione:

92 calorie

10,7 g di carboidrati

4g di fibra

1. Piselli primavera al dragoncello

Tempo di preparazione: 10 minuti

Tempo di cottura: 12 minuti

Porzioni: 6

Ingredienti:

1 cucchiaio di burro non salato

½ Cipolla di Vidalia

240 ml di brodo vegetale a basso contenuto di sodio

600 gr di piselli freschi sgranati

1 cucchiaio di dragoncello fresco tritato

Indicazioni:

1. Cuocere il burro in una padella a fuoco medio.

2. Soffriggere la cipolla nel burro fuso per circa 3 minuti, mescolando di tanto in tanto.

3. Versare il brodo vegetale e sbattere bene. Aggiungere i piselli e il dragoncello alla padella e mescolare per combinare.

4. Ridurre il fuoco al minimo, coprire e cuocere per altri 8 minuti circa, o fino a quando i piselli sono teneri.

5. Lasciate raffreddare i piselli per 5 minuti e serviteli caldi.

Nutrizione:

82 calorie

12g di carboidrati

3.8g di fibra

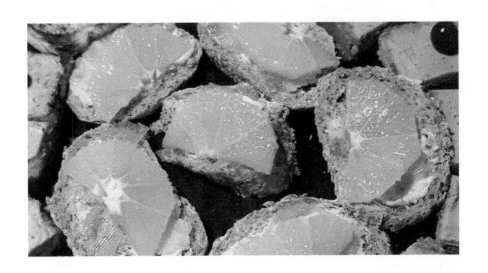

Patate al burro e arancia

Tempo di preparazione: 7 minuti

Tempo di cottura: 45 minuti

Porzioni: 8

Ingredienti:

- 2 patate medie gioiello

- 2 cucchiai di burro non salato

- Succo di 1 arancia grande

- 1½ cucchiaino di cannella macinata

- ¼ di cucchiaino di zenzero macinato

- ¾ di cucchiaino di noce moscata macinata

- 1/8 di cucchiaino di chiodi di garofano macinati

Direzione:

1. Impostare il forno a 180°C.

2. Disporre i dadini di patate dolci su una teglia da forno bordata in un unico strato. Mettere da parte.

3. Aggiungere il burro, il succo d'arancia, la cannella, lo zenzero, la noce moscata e gli spicchi

d'aglio in una casseruola media a fuoco medio-basso. Cuocere per 3-5 minuti, mescolando continuamente.

4. Versare la salsa sulle patate dolci e farle saltare per ricoprirle bene.

5. Cuocere nel forno preparato per 40 minuti.

6. Lasciate raffreddare le patate dolci per 8 minuti sulla teglia prima di toglierle e servirle.

Nutrizione:

129 calorie

24,7g di carboidrati

5g di fibra

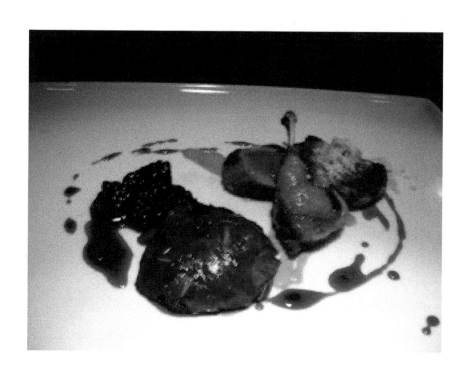

Cavoletti di Bruxelles al pomodoro arrosto

Tempo di preparazione: 15 minuti

Tempo di cottura: 20 minuti

Porzioni: 4

Ingredienti:

- ½ Kg di cavoletti di Bruxelles

- 1 cucchiaio di olio extravergine d'oliva

- 120 gr di pomodori secchi

- 2 cucchiai di succo di limone

- 1 cucchiaino di scorza di limone

Indicazioni:

1. Impostare il forno a 205°C. Preparare una grande teglia da forno con un foglio di alluminio.

2. Tossire i cavoletti di Bruxelles nell'olio d'oliva in una grande ciotola fino a quando sono ben rivestiti. Cospargere di sale e pepe.

3. Distribuire i cavoletti di Bruxelles conditi sulla teglia preparata in un unico strato.

4. Arrostire per 20 minuti, scuotere a metà strada.

5. Togliere dal forno e mettere in una ciotola. Frullare i pomodori, il succo e la scorza di limone per incorporarli. Servire immediatamente.

Nutrizione:

111 calorie

13,7 g di carboidrati

4,9 g di fibra

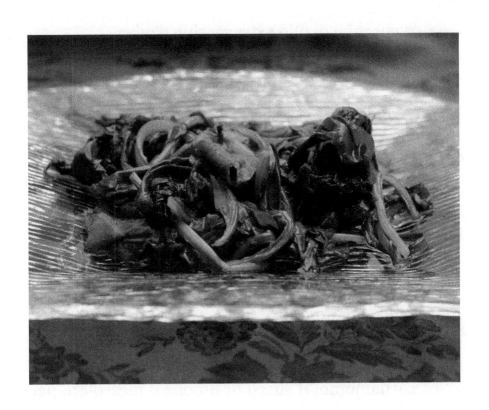

Semplici verdure saltate

Tempo di preparazione: 10 minuti

Tempo di cottura: 10 minuti

Porzioni: 4

Ingredienti:

- 2 cucchiai di olio extravergine d'oliva

- ½ Kg di bietole

- ½ Kg di cavolo riccio

- ½ cucchiaino di cardamomo macinato

- 1 cucchiaio di succo di limone

Direzione:

1. Scaldare l'olio d'oliva in una grande padella a fuoco medio-alto.

2. Aggiungere alla padella le bietole, il cavolo, il cardamomo, il succo di limone e mescolare per combinare. Cuocere per circa 10 minuti, mescolando continuamente, o fino a quando le verdure sono appassite.

3. Cospargere con il sale e il pepe e mescolare bene.

4. Servire le verdure su un piatto mentre sono calde.

Nutrizione:

139 calorie

15,8 g di carboidrati

3.9g di fibra

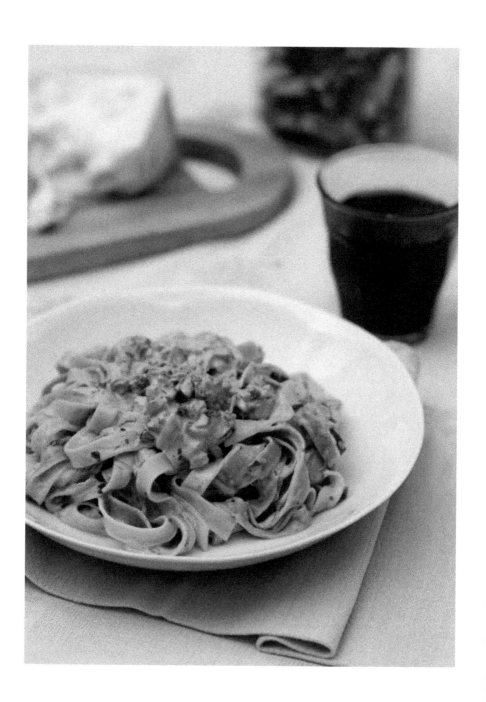

Funghi all'aglio

Tempo di preparazione: 10 minuti

Tempo di cottura: 12 minuti

Porzioni: 4

Ingredienti:

- 1 cucchiaio di burro

- 2 cucchiaini di olio extravergine d'oliva

- 1 Kg di funghi champignon

- 2 cucchiaini di aglio fresco tritato

- 1 cucchiaino di timo fresco tritato

Direzione:

1. Scaldare il burro e l'olio d'oliva in una grande padella a fuoco medio-alto.

2. Aggiungere i funghi e soffriggere per 10 minuti, mescolando di tanto in tanto.

3. Mescolare l'aglio e il timo e cuocere per altri 2 minuti.

4. Condire e servire su un piatto.

Nutrizione:

96 calorie

8,2 g di carboidrati

1,7 g di fibra

Fagiolini al forno

Tempo di preparazione: 5 minuti

Tempo di cottura: 17 minuti

Porzione: 3

Ingredienti

- 350 gr di baccelli di fagioli verdi

- 1 cucchiaio di olio d'oliva

- 1/2 cucchiaino di cipolla in polvere

- Sale e pepe q.b

Indicazioni

1. Preriscaldare il forno a 180°. Mescolare i fagiolini con polvere di cipolla, pepe e olio.

2. Spargere i semi sulla teglia.

3. Cuocere 17 minuti o fino a quando non si ha un aroma delizioso in cucina.

Nutrizione

37 calorie

1,4 g di proteine

5,5 g di carboidrati

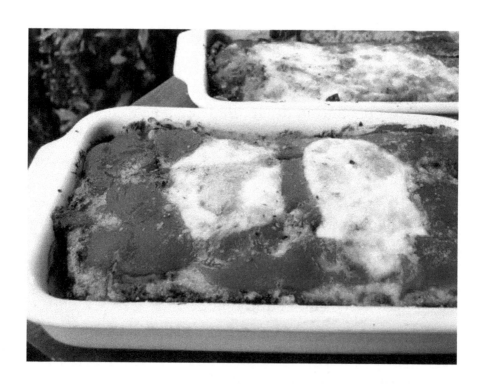

Flounder alla parmigiana alla griglia

Tempo di preparazione: 10 minuti

Tempo di cottura: 7 minuti

Porzione: 2

Ingredienti

- 2 platesse (100 gr)

- 1,5 cucchiai di parmigiano

- 1,5 cucchiai di maionese

- 1 cucchiaino di salsa di soia

- 1 cucchiaino di salsa di peperoncino

- 1 cucchiaino di condimento al limone e pepe senza sale

Indicazioni

1. Preriscaldare la platessa.

2. Mescolare il formaggio, la maionese a basso contenuto di grassi, la salsa di soia, la salsa di peperoncino e i condimenti.

3. Mettere il pesce su una teglia ricoperta carta da cucina, cospargere di sale e pepe.

4. Distribuire il composto di parmigiano sulla platessa.

5. Cuocere al forno da 6 a 8 minuti o finché non appare una crosta sul pesce.

Nutrizione

200 Calorie

17g di grasso

7g di carboidrati

Pesce con pomodoro fresco e salsa al basilico

Tempo di preparazione: 10 minuti

Tempo di cottura: 15 minuti

Porzione: 2

Ingredienti

- 2 filetti di tilapia

- 1 cucchiaio di basilico fresco, tritato

- 1 pizzico sale

- 1 pizzico di pepe rosso schiacciato

- 1 tazza di pomodori ciliegia, tritati

- 2 cucchiai di olio extravergine d'oliva

Indicazioni

1. Preriscaldare il forno a 205°

2. Disporre i filetti di pesce sciacquati e asciugati su un foglio di alluminio (rivestire una teglia di alluminio con spray da cucina).

3. Cospargere i filetti di tilapia con sale e pepe rosso.

4. Cuocere 12 - 15 minuti.

5. Nel frattempo, mescolare gli ingredienti avanzati in una casseruola.

6. Cuocere a fuoco medio-alto fino a quando i pomodori sono teneri.

7. Ricoprire bene i filetti di pesce con la miscela di pomodoro.

Nutrizione

130 Calorie

30g di proteine

1g Carboidrati

Pollo al forno

Tempo di preparazione: 15 minuti

Tempo di cottura: 25 minuti

Porzione: 4

Ingredienti

- 2 petti di pollo con osso

- sale e pepe q.basta

- 3 cucchiai di olio extravergine d'oliva

- 1/2 cucchiaino di origano secco

- 7 olive kalamata snocciolate

- 340 gr di pomodori ciliegia

- 120 gr di cipolla

- 1 kg di cuori di carciofo congelati

- 1 limone

Indicazioni

1. Preriscaldare il forno a 205°

2. Cospargere il pollo con pepe, sale e origano.

3. Scaldare l'olio, aggiungere il pollo e cuocere fino a quando è rosolato.

4. Mettere il pollo in una pirofila. Disporre i pomodori, le olive tritate grossolanamente, la cipolla, i carciofi e il limone tagliato a spicchi intorno al pollo.

5. Cuocere 20 minuti o fino a quando il pollo è fatto e le verdure sono tenere.

Nutrizione:

160 Calorie

3g di grasso

1g Carboidrati

Pollo scottato con verdure arrosto

Tempo di preparazione: 20 minuti

Tempo di cottura: 30 minuti

Porzione: 1

Ingredienti

- 1 petto di pollo senza pelle e disossati

- 350 gr cavolini di Bruxelles piccoli

- 2 carote grandi

- 1 grande peperone rosso

- 1 piccola cipolla rossa

- 2 spicchi d'aglio dimezzati

- 2 cucchiai di olio extravergine d'oliva

- 1/2 cucchiaino di aneto secco

- 1 pizzico di pepe

- 1 pizzico di sale

Indicazioni

1. 1.Preriscaldare il forno a 218°

2. Abbinare i cavoletti di Bruxelles tagliati a metà, la cipolla rossa tagliata a spicchi, le carote affettate, il peperone tagliato a pezzi e l'aglio tagliato a metà su una teglia.

3. Cospargere con 1 cucchiaio di olio e con 1/8 di sale e 1/8 di pepe. Infornare fino a quando non sono ben arrostiti, raffreddare leggermente.

4. Nel frattempo, cospargere il pollo con aneto, 1/8 di sale e 1/8 di pepe. Cuocere fino a quando il pollo è pronto. Mettere le verdure arrostite con i grassi sopra il pollo.

Nutrizione

170 Calorie

7g di grasso

12g di proteine

Pesce cotto a fuoco lento in salsa di pomodoro e pepe

Tempo di preparazione: 5 minuti

Tempo di cottura: 10 minuti

Porzione: 2

Ingredienti

- 2 filetti di merluzzo

- 1 pomodoro grande

- 120 gr di peperoni rossi (arrostiti)

- 3 cucchiai di mandorle

- 2 spicchi d'aglio

- 2 cucchiai di foglie di basilico fresco

- 2 cucchiai di olio extravergine d'oliva

- 1 di cucchiaino di sale

- 1i cucchiaino di pepe

Indicazioni

1. Tostare le mandorle affettate in una padella fino a quando sono fragranti.

2. Macinare le mandorle, il basilico, l'aglio tritato, 1-2 cucchiai di olio in un robot da cucina fino a quando non si macina finemente.

3. Aggiungere il pomodoro e i peperoni rossi tritati grossolanamente; macinare fino ad ottenere un composto omogeneo.

4. Condire il pesce con sale e pepe.

5. Cuocere in olio caldo in una grande padella a fuoco medio-alto fino a quando il pesce non è rosolato. Versare la salsa intorno al pesce. Cuocere ancora 6 minuti.

Nutrizione

90 calorie

5g di grassi

7g di carboidrati

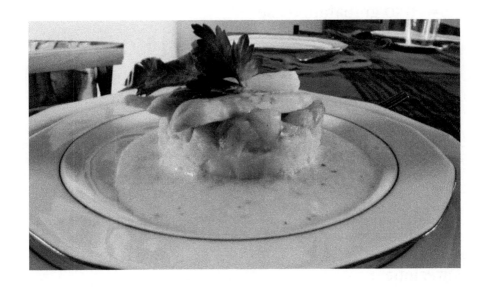

Casseruola di patate e piselli al formaggio

Tempo di preparazione: 10 minuti

Tempo di cottura: 35 minuti

Porzione: 3

Ingredienti

- 1 cucchiaio di olio d'oliva

- 350 gr patate rosse

- 170 gr di piselli verdi

- ½ cipolla rossa

- 1 cucchiaino di rosmarino secco

- 1 pizzico di sale

- 1 pizzico di pepe

Direzione

1. Preparare il forno a 180°.

2. Cuocere 1 cucchiaio di olio in una padella. Mescolare le cipolle tagliate sottili e cuocere. Togliere dalla padella.

3. Disporre metà delle patate e delle cipolle tagliate sottili sul fondo della padella; aggiungere i

piselli, il rosmarino secco tritato e 1/2 cucchiaino di sale e pepe.

4. Mettere le patate e le cipolle rimanenti sopra. Condire con il rimanente 1/2 di cucchiaino di sale.

5. Cuocere 35 minuti, versare i restanti 2 cucchiai di olio e cospargere di formaggio.

Nutrizione

80 Calorie

2g di proteine

18g di carboidrati

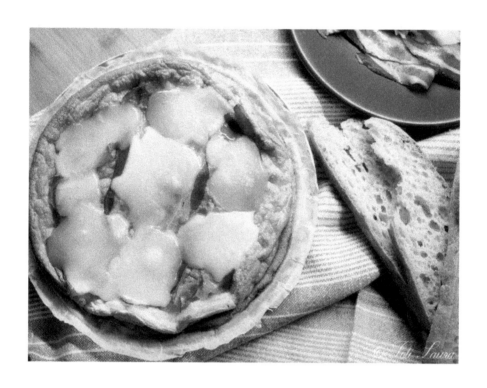

Tilapia fritta al forno

Tempo di preparazione: 7 minuti

Tempo di cottura: 15 minuti

Porzione: 2

Ingredienti

- 2 filetti di tilapia (4 once)

- 85 gr di farina di mais gialla

- 2 cucchiai di condimento ranch leggero

- 1 cucchiaio di olio di canola

- 1 cucchiaino di aneto (secco)

- sale

Indicazioni

1. Preriscaldare il forno a 218°. Spennellare entrambi i lati dei filetti di tilapia sciacquati e asciugati con il condimento.

2. Unire la farina di mais, l'olio, l'aneto e il sale.

3. Cospargere i filetti di pesce con la miscela di farina di mais.

4. Mettere il pesce su una teglia preparata.

5. Cuocere 15 minuti.

Nutrizione

96 calorie

21g di proteine

2g di grasso

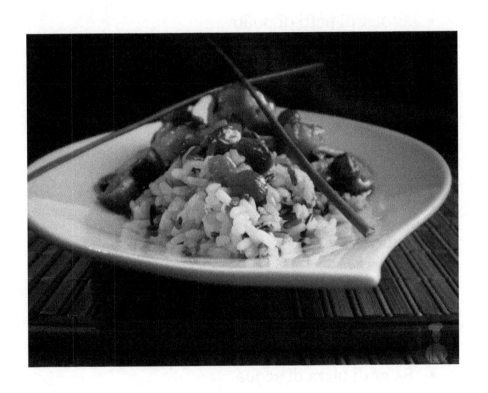

Pollo con salsa di cocco

Tempo di preparazione: 15 minuti

Tempo di cottura: 20 minuti

Porzione: 2

Ingredienti

- 220 gr di petti di pollo

- 115 gr di di cipolla rossa

- 1 cucchiaio di paprika (affumicata)

- 2 cucchiai di amido di mais

- 170 gr di latte di cocco leggero

- 1 cucchiaio di olio extravergine d'oliva

- 2 cucchiai di coriandolo fresco

- 300 gr pomodori e peperoncini verdi

- 85 gr di tazza di acqua

Indicazioni

1. Tagliare il pollo a cubetti; cospargere con 1 cucchiaino di paprika.

2. Scaldare l'olio, aggiungere il pollo e cuocere da 3 a 5 minuti.

3. Togliere dalla padella e soffriggere la cipolla tritata finemente per 5 minuti.

4. Rimettere il pollo in padella. Aggiungere i pomodori, 1 cucchiaino di paprika e l'acqua. Portare a ebollizione e poi cuocere a fuoco lento per 4 minuti.

5. Mescolare l'amido di mais e il latte di cocco; mescolare nella miscela di pollo e cuocere fino a quando non si è fatto.

6. Cospargere di coriandolo tritato.

Nutrizione

200 Calorie

13g di proteine

10g di grasso

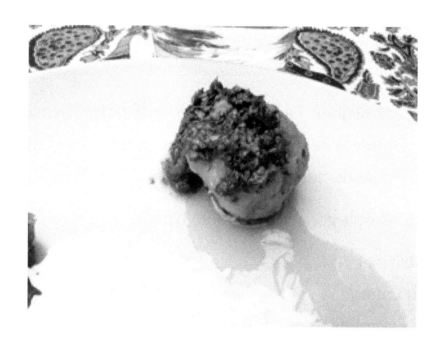

Pesce con salsa di erbe fresche

Tempo di preparazione: 10 minuti

Tempo di cottura: 10 minuti

Porzione: 2

Ingredienti

- 2 filetti di merluzzo

- 113 gr di coriandolo fresco

- 1 cucchiaino di cumino

- 1 cucchiaio di cipolla rossa

- 2 cucchiai di olio extravergine d'oliva

- 1 cucchiaino di aceto di vino rosso

- 1 piccolo spicchio d'aglio

- Sale e pepe

Indicazioni

1. Unire il coriandolo tritato, la cipolla tritata finemente, l'olio, l'aceto di vino rosso, l'aglio tritato e il sale.

2. Cospargere entrambi i lati dei filetti di pesce con cumino e pepe.

3. Cuocere i filetti 4 minuti per lato. Ricoprire ogni filetto con la miscela di coriandolo.

Nutrizione

90 calorie

4g di grasso

3g di carboidrati

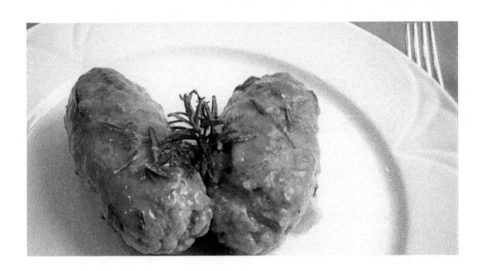

Polpette di tacchino in padella

Tempo di preparazione: 7 minuti

Tempo di cottura: 8 minuti

Porzione: 2

Ingredienti

- 220 gr di tacchino magro macinato

- 170 gr di brodo di pollo a basso contenuto di sodio

- 85 gr di cipolla rossa

- 1/2 cucchiaino di salsa Worcestershire

- 1 cucchiaio di olio extravergine d'oliva

- 1 cucchiaino di origano (secco)

- 1 pizzico di pepe

Indicazioni

1. Unire il tacchino, la cipolla tritata, la salsa Worcestershire, l'origano secco e il pepe; fare 2 polpette.

2. Scaldare l'olio e cuocere le polpette 4 minuti per lato; mettere da parte.

3. Aggiungere il brodo alla padella, portare a ebollizione. Far bollire 2 minuti, versare la salsa sulle polpette.

Nutrizione

180 Calorie

11g di grasso

9g di carboidrati

Polpettone di tacchino

Tempo di preparazione: 10 minuti

Tempo di cottura: 50 minuti

Porzione: 2

Ingredienti

- 220 gr di tacchino macinato magro al 93

- 115 gr di pangrattato panko

- 170 gr di cipolla verde

- 1 uovo

- 170 gr di peperone verde

- 1 cucchiaio di ketchup

- 85 gr di salsa (Picante)

- 1/2 cucchiaino di cumino (macinato)

Indicazioni

1. Preriscaldare il forno a 180°. Mescolare il tacchino magro macinato, 3 cucchiai di salsa Picante, pangrattato panko, uovo, cipolla verde tritata, peperone verde tritato e cumino in una ciotola (mescolare bene);

2. Mettere il composto in una teglia da forno; dare la forma di un ovale (circa 2 cm di spessore). Cuocere 45 minuti.

3. Mescolare la salsa Picante rimanente e il ketchup; applicare sopra la pagnotta. Cuocere 5 minuti più a lungo. Lasciare riposare 5 minuti.

Nutrizione

161 calorie

20g di proteine

8g di grasso

Pasta ai funghi

Tempo di preparazione: 7 minuti

Tempo di cottura: 10 minuti

Porzione: 4

Ingredienti

- 115 gr di linguine integrali

- 1 cucchiaio di olio extravergine d'oliva

- 170 gr di salsa leggera

- 2 cucchiai di cipolla verde

- 1 kg di funghi

- 1 spicchio d'aglio

- Sale e pepe q.b

Indicazioni

1. Cuocere la pasta secondo le istruzioni del pacchetto, scolare.

2. Friggere i funghi affettati 4 minuti.

3. Mescolare in fettuccine aglio tritato, sale e pepe. Cuocere 2 minuti.

4. Scaldare la salsa leggera fino a quando non è riscaldata; coprire la pasta con la salsa e con la cipolla verde tagliata finemente.

Nutrizione

300 calorie

1g di grasso

15g di carboidrati

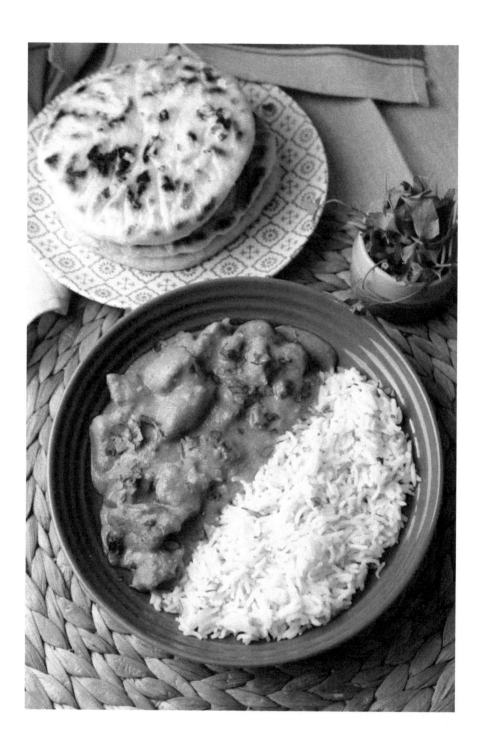

Pollo Tikka Masala

Tempo di preparazione: 5 minuti

Tempo di cottura: 15 minuti

Porzione: 2

Ingredienti

- 170 gr di petti di pollo

- 85 gr di cipolla

- 1,5 cucchiai di olio extravergine d'oliva

- 1 lattina di pomodori

- 1 cucchiaino di zenzero

- 1 cucchiaino di succo di limone fresco

- 115 gr di yogurt greco normale (senza grassi)

- 1 cucchiaio di garam masala

- Sale e pepe q.b

Indicazioni

1. Insaporire il pollo tagliato a cubetti di 1 pollice con 1,5 cucchiai di garam masala, 1 pizzico di cucchiaino di sale e pepe.

2. Cuocere il pollo e la cipolla tagliata a dadini da 4 a 5 minuti.

3. Aggiungere i pomodori tagliati a dadini, lo zenzero grattugiato, 1,5 cucchiai di garam masala, e di sale. Cuocere da 8 a 10 minuti.

4. Aggiungere il succo di limone e lo yogurt fino ad amalgamare.

Nutrizione

200 Calorie

26g di proteine

10g di grasso

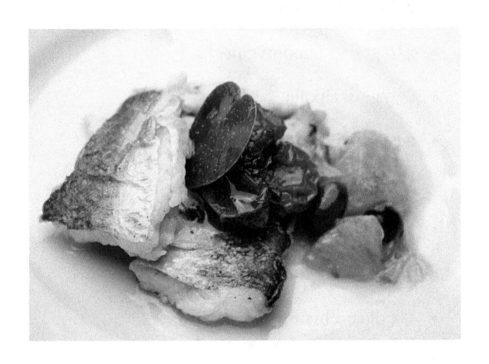

Pomodoro e merluzzo arrosto

Tempo di preparazione: 10 minuti

Tempo di cottura: 35 minuti

Porzione: 2

Ingredienti

- 2 filetti di merluzzo

- 350 gr di pomodori ciliegia

- 230 gr di cipolla

- 2 cucchiai di scorza d'arancia

- 1 cucchiaio di olio extravergine d'oliva

- 1 cucchiaino di timo (secco)

- 1/4 di cucchiaino di sale, diviso

- 1/4 di cucchiaino di pepe, diviso

Indicazioni

1. Preriscaldare il forno a 205°. Mescolare i mezzi pomodori, la cipolla affettata, la scorza d'arancia grattugiata, l'olio extravergine d'oliva, il timo secco e 1/8 di sale e pepe. Friggere 25 minuti. Togliere dal forno.

2. Disponi il pesce sulla padella e insaporiscilo con i rimanenti 1/8 di cucchiaino di sale e pepe. Mettere la miscela di pomodoro riservata sopra il pesce. Cuocere 10 minuti.

Nutrizione

120 calorie

9g di proteine

2g di grasso

Gazpacho

Tempo di preparazione: 15 minuti

Tempo di cottura: 0 minuti

Porzioni: 4

Ingredienti:

- 1,5 Kg di pomodori maturi

- 440 gr di pomodoro a basso contenuto di sodio

- ½ cipolla rossa, tritata

- 1 cetriolo

- 1 peperone rosso

- 2 gambi di sedano

- 2 cucchiai di prezzemolo

- 2 spicchi d'aglio

- 2 cucchiai di olio extravergine d'oliva

- 2 cucchiai di aceto di vino rosso

- 1 cucchiaino di miele

- ½ cucchiaino di sale

- ¼ di cucchiaino di pepe nero appena macinato

Direzione

1. In un barattolo del frullatore, combinare i pomodori, il succo di pomodoro, la cipolla, il cetriolo, il peperone, il sedano, il prezzemolo, l'aglio, l'olio d'oliva, l'aceto, il miele, il sale e il pepe. Pulse fino ad amalgamare ma ancora leggermente a pezzetti.

2. Regolare i condimenti come necessario e servire.

Nutrizione:

170 Calorie

24g di carboidrati

16g di zuccheri

Zuppa di pomodoro e cavolo riccio

Tempo di preparazione: 10 minuti

Tempo di cottura: 15 minuti

Porzioni: 4

Ingredienti:

- 1 cucchiaio di olio extravergine d'oliva

- 1 cipolla media

- 2 carote

- 3 spicchi d'aglio

- 1 litro di brodo vegetale a basso contenuto di sodio

- 800 gr di pomodori schiacciati

- ½ cucchiaino di origano secco

- ¼ di cucchiaino di basilico secco

- 1,2 kg di foglie di cavolo cappuccio tritate

- 1 pizzico di sale

Direzione

1. In una pentola enorme, scaldare l'olio a fuoco medio. Soffriggere la cipolla e le carote per 3-5 minuti. Aggiungere l'aglio e soffriggere per altri 30 secondi, fino a quando non è fragrante.

2. Aggiungere il brodo vegetale, i pomodori, l'origano e il basilico nella pentola e far bollire. Ridurre la fiamma al minimo e cuocere a fuoco lento per 5 minuti.

3. Usando un frullatore a immersione, ridurre in purea la zuppa.

4. Aggiungere il cavolo e cuocere a fuoco lento per altri 3 minuti. Condire con il sale. Servire immediatamente.

Nutrizione:

170 Calorie

31g Carboidrati

13g di zuccheri

Confortante zuppa di zucca estiva con ceci croccanti

Tempo di preparazione: 10 minuti

Tempo di cottura: 20 minuti

Porzioni: 4

Ingredienti:

- 1 lattina di ceci a basso contenuto di sodio

- 1 cucchiaino di olio extravergine d'oliva

- ¼ di cucchiaino di paprika affumicata

- Pizzico di sale, più ½ cucchiaino

- 3 zucchine medie

- 3 tazze di brodo vegetale a basso contenuto di sodio

- ½ cipolla

- 3 spicchi d'aglio

- 2 cucchiai di yogurt greco magro normale

- Pepe nero appena macinato

Direzione:

1. Preriscaldare il forno a 210°. Foderare una teglia con carta da forno.

2. In una ciotola media, mescolare i ceci con 1 cucchiaino di olio d'oliva, la paprika affumicata e un pizzico di sale. Trasferire sulla teglia preparata e arrostire fino a quando non diventano croccanti, circa 20 minuti, mescolando una volta. Mettere da parte.

3. Nel frattempo, in una pentola media, scaldare il restante 1 cucchiaio di olio a fuoco medio.

4. Aggiungere le zucchine, il brodo, la cipolla e l'aglio nella pentola e far bollire. Far sobbollire e cuocere per 20 minuti.

5. In un barattolo di frullatore, ridurre in purea la zuppa. Rimettere nella pentola.

6. Aggiungere lo yogurt, il restante ½ cucchiaino di sale e il pepe e mescolare bene. Servire condito con i ceci arrostiti.

Nutrizione:

188 calorie

24g di carboidrati

7g di zuccheri

Zuppa di carote al curry

Tempo di preparazione: 10 minuti

Tempo di cottura: 5 minuti

Porzioni: 6

Ingredienti:

- 1 cucchiaio di olio extravergine d'oliva

- 1 cipolla piccola

- 2 gambi di sedano

- 1½ cucchiaino di curry in polvere

- 1 cucchiaino di cumino macinato

- 1 cucchiaino di zenzero fresco tritato

- 6 carote medie

- 1 litro di brodo vegetale a basso contenuto di sodio

- ¼ di cucchiaino di sale

- 1 tazza di latte di cocco in scatola

- ¼ di cucchiaino di pepe nero appena macinato

- 1 cucchiaio di coriandolo fresco tritato

Direzione:

1. Riscaldare una pentola istantanea a livello alto e aggiungere l'olio d'oliva.

2. Soffriggere la cipolla e il sedano per 2 o 3 minuti. Aggiungere la polvere di curry, il cumino e lo zenzero nella pentola e cuocere fino a quando non è fragrante, circa 30 secondi.

3. Aggiungere le carote, il brodo vegetale e il sale nella pentola. Chiudere e sigillare, e impostare per 5 minuti su alto. Lasciare che la pressione si scarichi naturalmente.

4. In un barattolo di frullatore, ridurre accuratamente la zuppa in lotti e trasferirla di nuovo nella pentola.

5. Aggiungere il latte di cocco e il pepe e riscaldare. Aggiungere il coriandolo e servire.

Nutrizione:

145 Calorie

13g di carboidrati

4g di zuccheri

Zuppa tailandese di arachidi, carote e gamberi

Tempo di preparazione: 10 minuti

Tempo di cottura: 10 minuti

Porzioni: 4

Ingredienti:

- 1 cucchiaio di olio di cocco

- 1 cucchiaio di pasta di curry rosso tailandese

- ½ cipolla

- 3 spicchi d'aglio

- 2 carote tritate

- 170 gr di arachidi intere non salate

- 1 litro di brodo vegetale a basso contenuto di sodio

- 170 gr di latte di mandorla semplice non zuccherato

- 220 gr di gamberi,

- Coriandolo fresco tritato, per guarnire

Direzione:

1. In una grande padella, scaldare l'olio a fuoco medio-alto fino a quando non brilla.

2. Cuocere la pasta di curry, mescolando continuamente, per 1 minuto. Aggiungere la cipolla, l'aglio, le carote e le arachidi nella padella e continuare a cuocere per 2 o 3 minuti.

3. Far bollire il brodo. Ridurre il calore al minimo e cuocere a fuoco lento per 5-6 minuti.

4. Frullare la zuppa fino a renderla liscia e rimetterla nella pentola. A fuoco basso, versare il latte di mandorla e mescolare per combinare. Cuocere i gamberi nella pentola per 2 o 3 minuti.

5. Guarnire con il coriandolo e servire.

Nutrizione:

237 calorie

17g di carboidrati

6g di zuccheri

Zuppa di tortilla di pollo

Tempo di preparazione: 10 minuti

Tempo di cottura: 35 minuti

Porzioni: 4

Ingredienti:

- 1 cucchiaio di olio extravergine d'oliva

- 1 cipolla, tagliata sottile

- 1 spicchio d'aglio, tritato

- 1 peperone jalapeño, tagliato a dadini

- 2 petti di pollo disossati e senza pelle

- 4 tazze di brodo di pollo a basso contenuto di sodio

- 1 pomodoro romano, tagliato a dadini

- ½ cucchiaino di sale

- 2 tortillas di mais (6 pollici)

- Succo di 1 lime

- Coriandolo fresco tritato, per guarnire

- ¼ di tazza di formaggio cheddar tagliuzzato, per guarnire

Direzione

1. In una pentola media, cuocere l'olio a fuoco medio-alto. Aggiungere la cipolla e cuocere da 3 a 5 minuti finché non comincia ad ammorbidirsi. Aggiungere l'aglio e il jalapeño, e cuocere fino a quando fragrante, circa 1 minuto di più.

2. Aggiungere il pollo, il brodo di pollo, il pomodoro e il sale nella pentola e far bollire. Abbassare il fuoco a medio e far sobbollire dolcemente per 20-25 minuti. Togliere il pollo dalla pentola e metterlo da parte.

3. Preriscaldare una griglia ad alta temperatura.

4. Spruzzare le strisce di tortilla con uno spray da cucina antiaderente e mescolare per ricoprirle. Distribuire in un singolo strato su una teglia da forno e cuocere al forno per 3-5 minuti, girando una volta, fino a quando non diventano croccanti.

5. Una volta che il pollo è cotto, sminuzzatelo con due forchette e rimettetelo nella pentola.

6. Condire la zuppa con il succo di lime. Servire caldo, guarnito con cilantro, formaggio e strisce di tortilla.

Nutrizione:

191 calorie

13g di carboidrati

2g di zuccheri

Zuppa d'orzo con manzo e funghi

Tempo di preparazione: 10 minuti

Tempo di cottura: 80 minuti

Porzioni: 6

Ingredienti:

- 450 gr di carne di manzo in umido, a cubetti

- ¼ di cucchiaino di sale

- ¼ di cucchiaino di pepe nero appena macinato

- 1 cucchiaio di olio extravergine d'oliva

- 230 gr di funghi affettati

- 1 cipolla, tritata

- 2 carote, tritate

- 3 gambi di sedano, tritati

- 6 spicchi d'aglio, tritati

- ½ cucchiaino di timo secco

- 1 litro di brodo di manzo a basso contenuto di sodio

- 1 tazza di acqua

- ½ tazza di orzo perlato

Direzione:

1. Condire bene la carne.

2. In una pentola istantanea, scaldare l'olio a fuoco alto. Cuocere la carne su tutti i lati. Togliere dalla pentola e mettere da parte.

3. Aggiungere i funghi alla pentola e cuocere per 1 o 2 minuti. Togliere i funghi e mettere da parte con la carne.

4. Soffriggere cipolla, carote e sedano per 3 o 4 minuti. Aggiungere l'aglio e continuare a cuocere fino a quando è fragrante, per circa 30 secondi.

5. Rimettere la carne e i funghi nella pentola, poi aggiungere il timo, il brodo di manzo e l'acqua. Regolare la pressione su alta e cuocere per 15 minuti. Lasciare che la pressione si allenti naturalmente.

6. Aprire la pentola istantanea e aggiungere l'orzo. Utilizzare la funzione di cottura lenta

dell'Instant Pot, apporre il coperchio (sfiato aperto) e continuare la cottura per 1 ora. Servire.

Nutrizione:

245 calorie

19g Carboidrati

3g di zuccheri

Insalata di cetrioli, pomodori e avocado

Tempo di preparazione: 10 minuti

Tempo di cottura: 0 minuti

Porzioni: 4

Ingredienti:

- 350 gr di pomodori ciliegia

- 1 cetriolo grande

- 1 piccola cipolla rossa

- 1 avocado

- 2 cucchiai di aneto fresco tritato

- 2 cucchiai di olio extravergine d'oliva

- Succo di 1 limone

- ¼ di cucchiaino di sale

- ¼ di cucchiaino di pepe nero appena macinato

Direzione:

1. In una grande ciotola, mescolare i pomodori, il cetriolo, la cipolla, l'avocado e l'aneto.

2. In una piccola ciotola, unire l'olio, il succo di limone, il sale e il pepe e mescolare bene.

3. Versare il condimento sulle verdure e mescolare. Servire.

Nutrizione:

151 Calorie

11g di carboidrati

4g di zuccheri

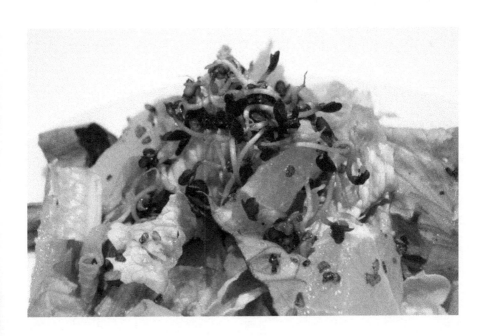

Insalata di cavolo

Tempo di preparazione: 15 minuti

Tempo di cottura: 0 minuti

Porzioni: 4

Ingredienti:

- 650 gr di cavolo verde

- 650 gr di cavolo rosso

- 650 gr di carote grattugiate

- 3 scalogni

- 2 cucchiai di olio extravergine d'oliva

- 2 cucchiai di aceto di riso

- 1 cucchiaino di miele

- 1 spicchio d'aglio

- ¼ di cucchiaino di sale

Direzione

1. Mettere insieme il cavolo verde e rosso, le carote e gli scalogni.

2. In una piccola ciotola, sbattete insieme l'olio, l'aceto, il miele, l'aglio e il sale.

3. Versare il condimento sulle verdure e mescolare per combinare bene.

4. Servire immediatamente, o coprire e raffreddare per diverse ore prima di servire.

Nutrizione:

80 Calorie

10g di carboidrati

6g di zuccheri

Insalata verde con more, formaggio di capra e patate dolci

Tempo di preparazione: 15 minuti

Tempo di cottura: 20 minuti

Porzioni: 4

Ingredienti:

Per la vinaigrette

- 50 gr di more

- 2 cucchiai di aceto di vino rosso

- 1 cucchiaio di miele

- 3 cucchiai di olio extravergine d'oliva

- ¼ di cucchiaino di sale

- Pepe nero appena macinato

Per l'insalata

- 1 patata dolce, a cubetti

- 1 cucchiaino di olio extravergine d'oliva

- 2,5 kg di insalata verde (baby spinaci, verdure piccanti, romaine)

- ½ cipolla rossa, affettata

- ¼ di tazza di formaggio di capra sbriciolato

Direzione:

Per la vinaigrette

1. In un barattolo di frullatore, unire le more, l'aceto, il miele, l'olio, il sale e il pepe, e lavorare fino ad ottenere un composto omogeneo. Mettere da parte.

Per l'insalata

2. Preriscaldare il forno a 210°. Foderare una teglia con carta da forno.

3. Mescolare la patata dolce con l'olio d'oliva. Trasferire sulla teglia preparata e arrostire per 20 minuti, mescolando una volta a metà cottura, fino a quando sono teneri. Togliere e raffreddare per qualche minuto.

4. In una grande ciotola, mescolare le verdure con la cipolla rossa e la patata dolce raffreddata, e irrorare con la vinaigrette. Servire condito con 1 cucchiaio di formaggio di capra per porzione.

Nutrizione:

196 Calorie

21g di carboidrati

10g di zuccheri

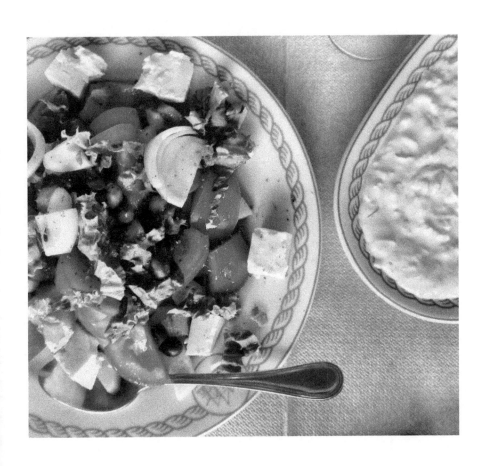

Lightning Source UK Ltd.
Milton Keynes UK
UKHW020704310521
384670UK00006B/107